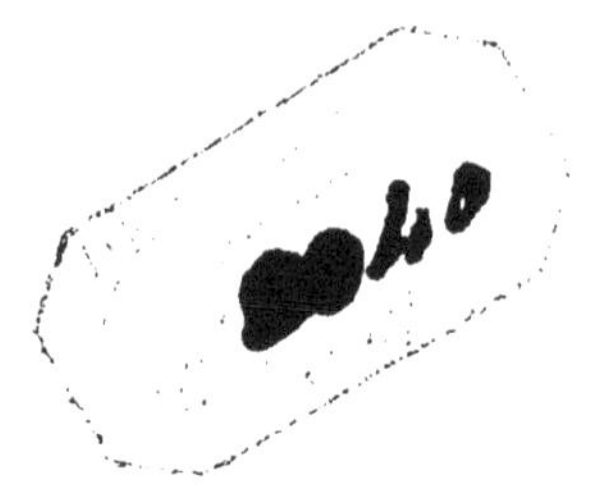

TRAITEMENT

DE

LA BRULURE.

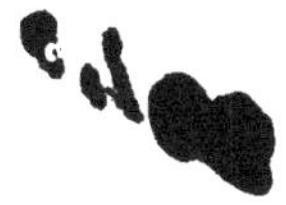

PARIS. — TYPOGRAPHIE FÉLIX MALTESTE ET Cᵉ,
Rue Deux-Portes-St-Sauveur, 22.

TRAITEMENT

DE

LA BRULÜRE,

PAR

M. HERVEZ DE CHÉGOIN,

Membre de l'Académie nationale de médecine ; Médecin des hôpitaux de Paris :
Chirurgien en chef de l'infirmerie de Marie-Thérèse :
Membre de la Légion-d'Honneur, etc.

PARIS,

J.-B. BAILLIÈRE, LIBRAIRE,

RUE HAUTEFEUILLE, N° 19.

1852

DU TRAITEMENT LOCAL

DE LA

BRULURE.

S'il n'est plus nécessaire de jeter le ridicule sur les mille et une recettes dont les gens du monde vantent, aveuglément, les vertus merveilleuses dans le traitement de la brûlure ; s'il n'y a plus rien à ajouter aux descriptions exactes, et on peut dire minutieuses, de cette lésion physique dans ses moindres degrés, comme dans ses effets les plus graves, peut-être n'est-il pas inutile de l'étudier encore dans sa marche naturelle et livrée à elle-même, comme aussi d'examiner plus sévèrement l'action des moyens topiques généralement employés.

On se demande, en effet, pourquoi, dans l'étude de la brûlure accidentelle, de celle qui constitue une maladie, on n'a pas pris pour terme de comparaison la brûlure volontaire, celle qui constitue un moyen thérapeutique, et qu'on peut appeler brûlure chirurgicale.

On est tout étonné quand on vient à s'arrêter attentivement, et sans idée préconçue, à l'observation de cette brûlure chirurgicale, du peu d'importance qu'on y attache comme maladie, et, ce qui est plus remarquable, du soin que l'on prend de *l'abandonner a elle-même*, quand on ne veut point prolonger les phénomènes morbides qui s'arrêtent spontanément.

On n'est pas moins frappé de la marche simple et innocente de cette brûlure (toujours renfermée dans certaines limites, quand elle est produite par l'art), comme on est surpris de la préoccupation du chirurgien, qui, dans les mêmes circonstances, mais selon le but qu'il se propose, selon les craintes qui le dominent, tient une conduite si différente, comme si une lésion, en tout semblable dans sa cause et dans ses caractères, pouvait avoir des résultats différens, selon qu'elle dépendrait d'une intention ou d'un accident.

Je viens de dire, et je n'oublie pas que les brûlures chirurgicales sont toujours limitées en étendue comme en profondeur, et que ces deux conditions en font toute la gravité ; mais cette différence avec quelques brûlures accidentelles, qui en amène de si grandes dans leurs conséquences, ne change rien cependant à la nature, à l'essence de la maladie, qui présente, sous un moxa, ou sous le cautère actuel, le dernier degré qu'il importe de distinguer, comme elle offre aussi, sous l'action de l'ammoniaque ou de l'eau bouillante, appliquées immédiatement, la forme qui constitue le second degré.

Une escarre d'une ligne d'épaisseur, ne diffère point, par sa nature, d'une escarre qui pénètre à plusieurs pouces de profondeur Les accidens qui suivront cette dernière pourront être plus graves, la durée du travail éliminatoire plus longue, les difformités qui la suivront plus considérables, mais la lésion est toujours la même dans son essence, et les moyens qu'elle réclame devront aussi être les mêmes.

La distinction de plusieurs degrés, fondée sur la profondeur des parties que la combustion a privées de la vie, de quelque utilité sous le rapport du pronostic, n'en présente donc aucune sous le rapport du traitement. On peut même dire que les moyens applicables à la combustion plus ou moins complète d'un membre, ne sont plus ceux qui conviennent au traitement spécial de cette lésion, puisque, portée à un certain degré, elle devient seulement l'occasion d'un autre ordre de médication.

On peut donc, sous le rapport du traitement, réduire à trois les degrés de la brûlure qu'il importe réellement d'établir : 1º rougeur de la peau plus ou moins durable, avec congestion plus ou moins profonde ; 2º formation des phlyctènes, avec ou sans déchirure de l'épiderme ; 3º mortification, escarre plus ou moins épaisse de la peau et des tissus placés au-dessous d'elle.

Pour bien étudier et bien comprendre les modifications thérapeutiques de la brûlure, prenons le cas le plus commun, le plus simple en apparence, mais qui présente cependant, rapprochées les unes des autres, les nuances qu'il est nécessaire de distinguer : la brûlure par l'eau bouillante, qui, appliquée sur la peau par mégarde, y glisse plus ou moins rapidement, effleure à peine quelques points, tandis qu'elle séjourne plus ou moins longtemps sur quelques autres.

Toute la surface touchée par le liquide rougit immédiatement. Mais ici, tout se borne à cette simple rougeur qui se dissipe d'elle-même en quelques heures, et ne laisse aucune trace ; là, au contraire, cette rougeur est suivie de phlyctènes qui se développent plus ou moins promptement. Parmi ces phlictènes, les unes laissent voir le derme humide et rose, il n'est que dénudé : c'est le second degré de la brûlure. Sous les autres, il est plus sec et sa couleur est d'un blanc plus mat : il est mortifié, il y a escarre. Une épaisseur de la peau plus ou moins considérable et qu'on ne peut pas encore apprécier, a été frappée de mort : c'est le troisième degré de la brûlure, aussi simple que possible.

En voyant ces différens degrés de la brûlure, succédant à la même cause, et paraissant se succéder à eux-mêmes dans quelques points, rougeur, phlyctènes, escarres ; tandis que, dans quelques autres, la rougeur seul persiste, c'est-à-dire le premier degré, on est conduit à se demander : est-il possible, par un traitement convenable et assez promptement appliqué, d'empêcher le premier degré de la brûlure de passer au second et celui-ci au troisième ?

Cette question, simple en apparence, en comprend deux autres, qu'il faut d'abord résoudre :

1° L'action d'un corps imprégné de calorique sur les parties vivantes, cesse-t-elle aussitôt qu'il n'y a plus contact ? Ou bien la chaleur qui a été communiquée à ces parties poursuit-elle ses effets, un temps plus ou moins long après que le contact a cessé ?

2° L'inflammation qui succède aux brûlures est-elle, dans quelques cas, la cause des degrés variables que cette lésion peut présenter, de sorte qu'en combattant cette inflammation, on puisse empêcher une brûlure de passer d'un degré à un autre ?

C'est sur la conviction que la chaleur communiquée à une partie vivante, continue son action après la cessation du con-- tact, qu'un médecin étranger avait fondé sa théorie du traite- ment de la brûlure, traitement qui nous parut extraordinaire et qui a été l'occasion de nos recherches sur ce sujet, parce qu'il avait reçu l'approbation de quelques médecins français

Dans cette théorie on croyait que le retour trop prompt des parties soumises à une chaleur accidentelle, à leur température naturelle, était dangereux, et le traitement avait pour but de les ramener *progressivement* à cette température.

C'est dans cette intention que l'on conseillait de faire, aus- sitôt après l'accident, des lotions chaudes avec de l'huile es- sentielle de térébentine, de l'ammoniaque, de l'éther, ou une liqueur spiritueuse quelconque, recouvrant, ensuite, les par- ties malades avec de l'onguent basilicum rendu plus liquide par l'addition d'huile de térébenthine, et donnant, à l'intérieur, les excitans les plus forts combinés aux narcotiques, le quin- quina, l'éther, le vin le plus généreux à haute dose. Dans les pansemens consécutifs, qu'on renouvelait toutes les vingt-qua- tre heures, on remplaçait l'huile de térébenthine par l'esprit de vin rectifié simple, camphré, opiacé, et on donnait une nourriture analeptique. Cette partie du traitement devait durer soixante-douze heures. On l'appelait période d'excitation, après laquelle l'inflammation se terminait par résolution ou par suppuration. Dans ce dernier cas, commençait un autre traitement pour cette seconde période, qu'on appelait *asthéni- que*. On supprimait les lotions stimulantes, on remplaçait l'on- guent basilicum par des topiques dessicatifs, on donnait des boissons délayantes, on purgeait les malades et on les mettait à la diète ; plus la suppuration était abondante, plus ce mode de traitement était sévère. On attribuait une grande vertu a un mélange d'amidon et de carbonate de chaux dont on sau- poudrait les surfaces suppurantes, pour en obtenir la cicatri- sation. On proscrivait, entièrement, la saignée qui produisait toujours de mauvais effets dans les cas où elle paraissait le mieux indiquée; dans la brûlure au premier degré on employait aussi l'huile de térébenthine et le digestif, et après vingt-quatre heures, l'huile ordinaire; le troisième jour, du cérat de pierre calaminaire. L'auteur prévenait que son traitement produisait souvent une inflammation secondaire. Alors il avait recours au cérat simple et à des cataplasmes émolliens.

J'ai exposé presque textuellement, ce traitement singulier, fondé, comme nous le disions, sur l'intention de ramener progressivement les parties brûlées à leur température normale, voulant, sans doute, imiter en sens inverse, ce traitement qu'on applique aux parties saisies par le froid. J'ai voulu mettre en regard les idées qui ont conduit à cette médication, avec celles qui résultent de l'étude de la brûlure abandonnée à elle-même. On verra. j'espère, combien elles s'éloignent de ce qu'apprend l'observation dégagée de toute prévention. Il suffira, pour cela, d'examiner et de résoudre par des faits, les deux questions que nous avons posées. Voyons donc d'abord si l'action prolongée du calorique, après la cessation du contact, est bien réelle, ou si, du moins, elle est assez intense pour produire des effets nuisibles.

La peau qui entoure l'escarre que vient de produire un moxa dont la combustion a duré plusieurs minutes, présente assurément cette rougeur qui constitue le premier degré de la brûlure. Le calorique dont elle est imprégnée la pénètre assez longtemps et assez vivement pour qu'on puisse observer ses effets consécutifs. s'il en existe réellement à un degré appréciable. Mais au lieu de voir cette rougeur continuer, augmenter et produire une douleur de plus en plus vive et une altération de la peau plus profonde, on la voit décroître et disparaître peu de temps après que le cylindre de coton ou la pyramide d'armoise ont cessé de brûler, et, chose remarquable, mais toute simple, cette rougeur dure d'autant moins longtemps que la brûlure est plus complète; moins longtemps autour d'une escarre produite par le cautère actuel qu'autour d'une phlyctène déterminée par l'eau bouillante. Dans le premier cas, l'escarre est un corps inerte qui n'a que de la chaleur, mais point de vie. Dans le second, il y a de plus l'excitation vitale; c'est donc celle-ci, plus que la chaleur physique, qui fait durer cette coloration de la peau.

On trouvera peut-être qu'un seul moxa n'agit point sur des surfaces assez étendues pour imprégner les parties environnantes d'une quantité de calorique capable de produire des effets secondaires ; mais qu'on applique en même temps six ou huit moxas, les choses sont toujours les mêmes, il ne se développe jamais qu'une rougeur momentanée, et le doigt qui apprécie bien l'élévation de la température, reconnaît bien aussi qu'elle n'est pas portée au point de produire une phlictène, une inflammation, et encore moins une escarre.

Supposez, comme nous le disions en commençant, qu'un médecin soit appelé pour une brûlure aussi profonde que celle d'un moxa ou d'un cautère actuel, produite accidentellement, on ne manquerait pas de faire des applications astringentes, réfrigérantes, huileuses et autres; on ne manquerait pas non plus d'admirer les effets évidens et constans de ces moyens héroïques pour arrêter et limiter l'extension de la brûlure superficielle et profonde; et cependant cette brûlure, abandonnée à elle-même comme on abandonne l'escarre du moxa produite thérapeutiquement, aurait suivi sa marche simple sans accidens ; la rougeur circonvoisine se serait dissipée en quelques heures, et l'escarre desséchée aurait fait place à une cicatrice qui se serait opérée spontanément sous cette escarre même.

Si l'on objectait qu'on voit quelquefois des phlictènes autour des moxas, et qu'on voulût les considérer comme le résultat de ce calorique agissant après coup, on répondrait que ces phlictènes ne sont que le résultat de la manière dont la combustion a été activée avec la bouche ou avec un soufflet. La preuve qu'il en est ainsi, c'est qu'on n'observe pas les phlictènes après l'application du cautère actuel, qui brûle sans aucun adjuvant.

Dans la brûlure au second degré, produite par l'eau bouillante appliquée médicalement, la rougeur circonvoisine se dissipe également d'elle-même, et n'entraîne jamais ni d'autres phlictènes, ni d'inflammation durable.

Il est donc bien évident que la brûlure superficielle, comme celle qui est plus profonde, celle qui est produite en quelques secondes, comme celle qui n'est effectuée qu'en plusieurs minutes, *exerce toute son action au point de contact*; que les parties qui en sont le plus rapprochées peuvent être échauffées et rougir, sans que, par le fait même du calorique qui a déterminé la brûlure et qui imprègne encore les tissus altérés, ces mêmes parties puissent devenir le siége d'une lésion plus profonde, phlictènes, escarres; en un mot, sans qu'on ait à craindre le passage du premier degré au second, et de celui-ci au troisième.

Il est donc bien inutile aussi de chercher, par des moyens quelconques, à soustraire le calorique dont sont momentanément imprégnées les parties voisines d'une surface brûlée au deuxième ou au troisième degré.

Mais les tissus placés, non plus autour d'une phlyctène ou d'une escarre, mais au-dessous des parties lésées, sont-ils également à l'abri de l'action expansive du calorique?

Lorsque, sous une phlictène déchirée, le derme dénudé se présente humide et rose, il n'est réellement que dénudé, et on ne voit point d'escarre se manifester *consécutivement*. La douleur qui se prolonge n'est point l'indice de la continuation de l'action physique de la chaleur, c'est une action *vitale* qui peut durer plus que la cause qui la détermine, mais qui, cependant, s'arrête bientôt si elle n'est pas entretenue par l'action de l'air et par des topiques intempestifs. Cette douleur ne dure pas plus longtemps que celle qui succéderait à une autre lésion physique, à une blessure par un instrument tranchant, c'est-à-dire deux heures environ. C'est une preuve que la cause particulière n'y est pour rien.

Quand, à la chute spontanée de l'épiderme soulevé que formait la phlyctène, le derme offre la couleur d'un blanc mat, qui est le signe de la *mortification*, ce n'est point la chaleur prolongée après le contact qu'il faut en accuser. Cette escarre existait à l'instant même de la brûlure, mais elle n'était pas apparente. Nous venons de voir que cette chaleur n'est pas assez durable par elle-même pour produire une escarre consécutive.

La formation immédiate de toute l'épaisseur qu'une escarre présente ultérieurement, est on ne peut plus évidente après l'application du cautère actuel, l'escarre est immédiate aussi mais n'apparaît que tardivement dans le cas où, produite par un liqulde, la brûlure offre en même temps les caractères du second degrér

Cette escarre qui succède au cautère actuel est parfaitement limitée. Si la chaleur prolongée ou l'inflammation pouvaient la modifier, elle offrirait des variétés qu'on ne rencontre point, et des signes de phlogose qui ne se manifestent pas.

Il est donc bien inutile encore de chercher, par des applications quelconques, à borner en étendue comme en profondeur une brûlure au troisième degré, puisqu'elle est ce qu'elle sera plus tard.

J'ai bien des fois observé de ces escarres livrées à elles-mêmes comparativement à d'autres traitées par des applications astringentes. Les unes et les autres se terminaient absolument de la même manière.

On croira, peut-être, que les choses ne se passent ainsi que dans les brûlures chirurgicales, toujours très circonscrites. Il en est de même dans celles qui ont une plus grande étendue. Tout reste calme jusqu'à la chute des escarres. Alors commence une autre série de phénomènes, qui ne sont plus essentiellement sous la dépendance de la cause primitive,

Mais si la prolongation de la chaleur, après la cessation du contact, ne peut agir dangereusement sur les parties circonvoisines ou sous-jacentes, peut-elle, sur le point même qui a été touché, prévenir un des effets possibles de la brûlure; par exemple peut-on, sur une surface qui n'offre encore que le premier degré de la brûlure, s'opposer à son passage au second, c'est-à-dire à la formation de phlictènes ?

Une réponse précise est difficile, quoiqu'on ait coutume de la faire affirmative et sans hésitation. Elle est difficile, parce qu'on ne sait pas au juste si la chaleur a agi également sur tous les points de la surface qu'on soumet a une indication et sur ceux qu'on abandonne à eux-mêmes.

Cependant, en étudiant la manière dont se forment les phlictènes, on est conduit à croire qu'on peut quelquefois s'opposer à leur développement.

Elles se forment de deux manières : ou bien elles succèdent immédiatement à l'action de la chaleur ; l'accumulation de la sérosité, quoique secondaire au décollement de l'épiderme qui a lieu instantanément, la suit de si près, qu'on peut les croire simultanés. Dans ce premier cas, on peut donc tout au plus s'opposer au développement *complet* de la phlictène, mais non la prévenir entièrement.

Ou bien les adhérences de l'épiderme n'ont pas été rompues sur le champ. Il est soulevé progressivement par l'accumulation successive de la sérosité. En arrêtant ou diminuant cette exhalation, on peut prévenir ou limiter les phlictènes.

Mais ces phlictènes existent. La brûlure est effectuée au second degré quand le chirurgien est appelé. Peut-il empêcher ce second degré de la brûlure de passer au troisième? c'est-à-dire s'opposer à la formation des escarres quand il n'y a que décollement de l'épiderme?

Ces escarres ne peuvent être le résultat que de deux causes, ou de l'action immédiate du calorique, dont le dernier effet, quoique produit à l'instant même, n'apparaît pas sur le champ, ou de l'inflammation qui succède à cet agent d'irritation.

Dans le premier cas, il est évident que l'art ne peut rien, puisque nous avons démontré que l'action de la chaleur est inefficace après la cessation du contact, et que l'escarre n'est que le témoignage tardif de la privation de la vie produite instantanément.

L'inflammation qui accompagne les escarres n'est point la preuve qu'elle ait concouru à leur production, puisque cette inflammation se développe elle-même tardivement, à la circonférence de l'escarre. Elle n'est donc qu'éliminatoire, et les petites escarres plus ou moins multipliées qu'on découvre successivement sur une surface brûlée au second degré existaient à l'instant de la brûlure, ou, pour mieux dire, le trouble porté dans la circulation capillaire avait éteint le mouvement organique, et rien ne pouvait le rétablir.

On ne peut s'empêcher de remarquer la grande différence qui existe entre l'inflammation produite par les caustiques et celle qui accompagne les brûlures, même profondes, par le cautère actuel. Autour d'une large cautérisation avec le fer rouge, autour de nombreux moxas, à peine du gonflement, un peu de rougeur, point d'inflammation réelle, tout est limité au même point de contact. Autour des caustiques, au contraire, même appliqués en très petite quantité, une tuméfaction douloureuse, quelquefois très étendue, se manifeste rapidement. Un morceau de pâte de chlorure de zinc, moins grande qu'une pièce de cinq sols, appliquée sur la face latérale du nez, était suivie le lendemain d'un gonflement considérable des deux joues et d'une vive injection des deux conjonctives.

L'action des caustiques est, en effet, bien différente de celle de la chaleur. Elle est plus prolongée, après la cessation du contact : les principes qui les constituent pénètrent plus loin que ce point de contact, assez atténués sans doute pour n'être plus escarrotiques, mais assez actifs encore pour produire une vive irritation. Dans l'action du calorique appliqué, tout est subit, rien n'est absorbé ; tout se borne dans un cercle très limité autour du point cautérisé et l'inflammation n'a que l'intensité nécessaire à l'élimination. On peut même dire que plus l'action du cautère actuel a été considérable, moins les phénomènes d'irritation circonvoisine seront marqués. La brûlure au troisième degré entraîne moins d'inflammation et de réaction que celle qui ne présente que des phlictènes. Autour de celles-ci on voit se manifester un léger gonflement, avec une rougeur légère aussi et qu'on est surpris de ne pas trouver douloureux, mais qui dure trois ou quatre jours, tandis qu'autour d'une escarre ce gonflement est à peine sensible, la rougeur à peine marquée, et tous deux se dissipent en quelques heures.

Il faut même réfléchir un instant pour comprendre comment une désorganisation profonde, produite par un agent aussi actif que le calorique concentré, se borne si exactement et ne détermine point d'accidens dans un cercle d'une certaine étendue. Mais on conçoit bientôt que le calorique est l'agent le plus fugace, qui tend à se mettre en équilibre avec tout ce qui l'entoure et se dissipe immédiatement s'il n'est pas entretenu. Les parties qu'il a détruites ne sont plus qu'un corps étranger que celles qui restent vivantes chercheront à éliminer.

S'il ne désorganise pas, il devient un irritant dont l'action se prolonge vitalement. C'est pourquoi la brûlure au second degré entraîne plus de réaction que la brûlure au troisième degré. Dans cette brûlure au second degré, cette irritation est marquée par une exhalation séreuse pendant le temps nécessaire à la formation d'un nouvel épiderme, cinq à sept jours, à moins qu'elle n'y soit entretenue par une cause nouvelle, comme le *contact prématuré de l'air* sur le derme dénudé, l'app'ication de substances excitantes; de manière que la conservation de cet épiderme est de la plus haute importance pour prévenir la transformation de cette exhalation séreuse en matière purulente. Ce travail de suppuration, qu'on peut souvent empêcher, a quelquefois une longue durée, et entraîne de graves accidens quand il s'opère sur de larges surfaces.

Je veux encore faire remarquer la différence entre les accidens locaux produits par les brûlures les plus profondes et ceux qui compliquent d'autres lésions traumatiques beaucoup moins importantes en apparence, mais qui finissent par réclamer des incisions, des débridemens nécessités par l'éranglement des tissus sous-jacens tuméfiés enflammés. Ces débridemens ne sont point nécessaires dans les brûlures, parce que la désorganisation qui se fait de la superficie à la profondeur, en détruisant les tissus inextensibles comme les autres, prévient les étranglemens, moins à craindre aussi parce que l'inflammation elle-même, primitive ou consécutive, est moins à redouter autour des brûlures qu'autour et au-dessous des autres lésions physiques.

Ces escarres tardives, ces gangrènes secondaires ne sont donc point le résultat de l'inflammation. Il est donc inutile aussi de chercher à les prévenir par des applications quelconques.

La brûlure au second degré est donc celle qui peut réclamer des soins particuliers, et comme elle complique presque toujours, dans une étendue plus ou moins grande, les brûlures au troisième degré, son traitement doit être le même dans les deux cas.

Mais le traitement de la brûlure au second degré n'est pas le même à l'instant de l'accident et les jours suivans. Il y a donc un traitement immédiat et un traitement consécutif.

D'après les considérations dans lesquelles nous sommes entré, le traitement immédiat de la brûlure devrait être plus simple qu'on ne le pense ordinairement, puisque nous avons vu qu'on n'a point à craindre le passage d'un degré à un autre, soit par la continuation de la chaleur, après la cessation du contact, soit par le fait de l'inflammation. L'omission volontaire de toute application médicamenteuse sur les brûlures produites thérapeutiquement, et leur terminaison, comparée à celles qu'on a traitées de diverses manières, prouve, comme nous l'avons dit, que la préoccupation seule dirige le médecin dans les soins qu'il donne sur-le-champ, et avec tant d'empresssement, aux brûlures produites accidentellement.

D'après ces mêmes considérations, le but qu'on peut se proposer, c'est de prévenir ou de calmer la douleur, et peut-être d'empêcher ou de limiter le décollement de l'épiderme.

Dans la brûlure au premier degré, la douleur est vive, mais de peu de durée. C'est une sensation de chaleur cuisante qui semble réclamer une sensation opposée. L'application du froid, en effet, en diminue sur le champ l'intensité. Elle en abrège aussi la durée. Mais comme celle-ci ne se prolonge guère au-delà de deux heures, c'est dans un instant rapproché de l'accident que le moyen doit être employé. L'eau fraîche et pure remplit parfaitement cette indication, et peut dispenser de tous les autres.

Dans le second degré, quand l'épiderme n'est point enlevé (circonstance capitale), c'est encore ce moyen si simple qui convient le mieux, toujours pendant le temps que je viens de dire, pendant deux heures environ. J'ai pu en faire l'expérience sur moi-même, à l'occasion d'une brûlure par un liquide bouillant, peu étendue, il est vrai, mais dont j'observai la marche avec la plus grande attention.

Le changement de couleur de l'épiderme et son décollement furent aussi rapides que la douleur, et aussi prompts que le contact du liquide qui ne fut qu'instantané. L'épiderme voisin rougit immédiatement dans un cercle de quatre à cinq lignes. La douleur y était la même que dans le point de contact. Elle restait la même après cinq minutes. Alors je plongeai la partie malade dans de l'eau fraîche à dix degrés environ. La douleur fut presque entièrement calmée sur-le-champ. Je cessai cette immersion au bout de deux minutes. La douleur reparut presque aussitôt, et continua pendant une heure et demie à l'air, variant d'intensité, selon que la partie malade était dans une position basse ou élevée, libre ou en contact avec un corps étranger qui l'augmentait beaucoup. J'essayai une compression progressive, la douleur augmenta. Je laissai la surface brûlée à découvert, et après deux heures je ne sentis plus rien. La rougeur circonvoisine se dissipa de même entièrement dans une brûlure plus étendue, produite par le contact d'un fourneau sur le bord interne du pied, la rougeur environnante dura pendant quatre jours avec un gonflement léger, mais sans douleur. L'épiderme détaché dans le point touché par le fourneau formait une phlictène très tendue et qui se remplit une seconde fois après avoir été vidée par une piqûre. On s'abstint de toute application. Le malade n'accusa aucune douleur. Le septième jour l'épiderme était affaissé et ridé. Le liseré rouge qui séparait la surface brûlée des parties saines, avait disparu. Tout le travail d'irritation avait cessé, et avec lui toute exhalation. La phlictène, vidée une seconde fois, ne se renouvela plus.

Les deux effets immédiats de la *brûlure au second degré* sont donc une douleur vive, *peu durable*, en général; et une exhalation séreuse sous forme de phlictènes, avec rougeur, qui peut se prolonger plusieurs jours, mais sans causer cette douleur cuisante des premiers instants.

Des calmans et les répercussifs sont donc les moyens qui se présentent comme propres à remplir les deux indications. Il se trouve que l'eau fraiche réunit ces deux conditions. Je dis l'eau fraiche et non la glace, qui peut offrir quelques dangers, quand son action est prolongée. Autre chose est de tempérer par une réfrigération modérée, le mouvement du sang accéléré dans les vaisseaux capillaires, en resserrant ces vaisseaux par un moyen astringent et sédatif en même temps ; autre chose est de s'opposer complètement à la circulation capillaire par l'oblitération subite de ces vaisseaux et par l'extinction subite aussi de la sensibilité. Deux faits dont j'ai été témoin m'ont prémuni contre cette action de la glace, qu'on a trop vantée dans plusieurs circonstances, sans avertir assez du danger auquel elle expose quelquefois. J'ai vu dans ces deux cas, l'un pour une entorse du pied, l'autre pour une contusion du genou, la glace pilée en application permanente, et l'eau versée en irrigation continue, produire des douleurs si vives, que les malades étaient défaillans. Tout a été calmé immédiatement par des cataplasmes à une douce température. Employé avec prudence et pendant un temps de courte durée, ce moyen peut remplir les deux indications astringente et calmante, mais il demande à être surveillé.

C'est donc avec de l'eau fraiche que nous croyons qu'il faut mettre en contact les surfaces brûlées au premier et au second degré, si l'*épiderme* n'est point enlevé, et si on est appelé dans les premières heures qui suivent l'accident, dans le premier degré pour calmer la douleur qui est le symptôme dominant, dans le second pour calmer aussi cette douleur et prévenir de nouvelles phlictènes ou empêcher le développement plus considérable de celles qui existent déjà, en arrêtant l'exhalation qui les détermine. Peut-être cette application est-elle inutile, pour le dernier but, puisque cette exhalation s'arrête d'elle-même quand la phlictène est complètement remplie, sans doute par la compression que le liquide accumulé exerce sur les surfaces exhalantes. Il est rare, en effet, qu'elles se rompent d'elles-mêmes, tandis qu'elles peuvent se remplir deux fois si la vésicule a été vidée par une piqûre qui se ferme et ne permet pas l'écoulement continu de la sérosité.

Dans la brûlure au second degré, il y a, outre le décollement de l'épiderme qui en est le caractère essentiel, une circonstance qui lui imprime une grande partie de sa gravité; c'est le *déchirement*, c'est l'*ablation* de cet épiderme décollé; c'est-à-dire la dénudation du derme irrité.

La douleur est le symptôme dominant de cette brûlure au second degré avec *dénudation du derme*. C'est cette douleur qui en fait tout le danger immédiat, quand elle occupe une grande étendue: c'est elle, en un mot, qui cause la mort, quand celle-ci succède *immédiatement* à une brûlure sur une large surface. C'est à cette douleur enfin qu'il faut rapporter les congestions du cerveau et des autres organes profonds, que l'autopsie démontre quand les malades succombent avant le développement de l'inflammation. Ce n'est point par le refoulement des liquides de la circonférence au centre qu'il faut expliquer ces congestions et l'extinction subite de la vie; puisque les fonctions de la peau, loin d'être arrêtées, sont, au contraire, devenues plus actives, comme le témoigne l'exhalation abondante de la sérosité qui forme les phlyctènes. Dans combien de cas, d'ailleurs, les fonctions de la peau ne sont-elles pas arrêtées subitement et suspendues un certain temps, sans qu'il en résulte d'accidens mortels immédiatement? Mais la douleur, quand elle est grande et sans relâche, paralyse le jeu des organes, arrête le cours des liquides, et les congestions ne sont que le résultat de cet arrêt de la circulation et non d'une pléthore profonde. Cette considération n'est pas inutile pour le traitement. Elle explique la justesse de la remarque de Kintisch, que la saignée, dans le premier instant de la brûlure, est presque toujours nuisible. Ce n'est pas elle, en effet, qui peut rétablir la circulation, puisqu'il ne s'agit que d'un état spasmodique qui, par sa prolongation, suspend toutes les fonctions intérieures et entraîne la mort, par conséquent.

C'est donc, avant tout, la douleur qu'il faut combattre dans cette brûlure au second degré avec déchirure et ablation des phlictènes ; il ne s'agit point, dans ce cas, de s'opposer à l'exhalation par des applications astringentes, ni de prévenir une suppuration éloignée, mais d'amortir cette sensibilité exaltée au plus haut degré et qui est la source de tous les accidens primitifs.

Le contact de l'air que nous verrons bientôt si utile pour la dessication des surfaces dénudées, à une certaine période, devient, au contraire, dans les premiers instants, une cause nouvelle et puissante d'irritation et de douleur. Le premier soin que réclame une brûlure au second degré, avec dénudation du derme, c'est donc de soustraire la surface dénudée, à ce contact de l'air.

De même qu'un vésicatoire dont on n'a pas enlevé l'épiderme, ne cause qu'une douleur passagère, la douleur d'une brûlure avec phlictènes qu'on laisse également intactes se calme aussi d'elle-même, dans l'espace de quelques heures, comme nous l'avons dit plus haut. Cet épiderme tient lieu de tout pansement et suffit pour préserver le derme dépouillé de l'impression de l'air extérieur, et le linge enduit de cérat dont on a coutume de recouvrir la phlictène d'un vésicatoire n'a d'utilité que pour prévenir le frottement des vêtemens, qui pourrait enlever cet épiderme, si précieux momentanément. Le quatrième jour, le derme dénudé par les cantharides a perdu sa sensibilité, et peut alors supporter impunément ce contact de l'air, si douloureux dans les premiers instants, qu'il détermine la syncope chez quelques malades. Bien plus, la surface dénudée, ainsi exposée à l'air, à cette époque, devient moins humide et un nouvel épiderme se forme plus rapidement. En un mot, tout le monde sait qu'un vésicatoire livré à lui-même, sans enlever l'épiderme après avoir fait écouler la sérosité, est peu douloureux, ne suppure pas, et guérit dans l'espace de cinq à sept jours.

Pourquoi donc, dans une brûlure au second degré, qui n'est qu'une lésion semblable par une cause plus fugace, et qui ne laisse après elle aucune particule active, comme les cantharides, pourquoi donc chercher tant et de si singulières médications ? Et que penser des applications d'éther, d'alcool, de térébenthine sur des surfaces violemment dépouillées, et pour lesquelles le simple contact de l'air devient la cause d'une si vive douleur ?

Le but qu'on se propose dans ces applications, qui nous paraissent si intempestives, c'est, dit-on, de ramener par degrés, à son type naturel, la sensibilité exaltée par l'action de la chaleur qu'on veut aussi dissiper par degrés, à l'aide de ces substances volatiles qu'on croit agir comme réfrigérantes. Mais il faut une prévention bien extraordinaire, pour ne pas voir que les substances spiritueuses ou résineuses sont des nouveaux irritans qui ajoutent encore à la cause de la brûlure, et sont propres à entretenir et à augmenter cette douleur si dangereuse ; que la première indication du traitement primitif est de la calmer ; comme on voit encore, pour continuer la comparaison, un vésicatoire s'enflammer, suppurer, se couvrir de taches brunâtres qui deviennent de petites escarres, quand on le panse intempestivement avec des pommades irritantes.

En vain on prétend que dans la brûlure, comme dans la congélation, il y a danger à ramener brusquement les parties lésées à leur température naturelle. On oublie que la cause de la brûlure n'agit pas lentement comme celle de la congélation ou de la gelure, comme on dit maintenant ; que si son action est persévérante, elle entraîne la mort de la partie sur laquelle elle agit ; qu'alors il y a brûlure au troisième degré, ou *mortification, escarre*, et que, pour cette mortification, il n'y a aucune précaution à prendre, aucune médication à appliquer ; que toutes celles qu'on croit nécessaires ne peuvent s'adresser qu'aux parties voisines de l'escarre, à celles qui sont brûlées au premier ou au second degré, et on retombe alors dans les indications que réclament ces deux degrés ; et nous croyons avoir démontré l'inutilité ou le danger du traitement en question dans ces degrés de la brûlure.

Il n'y a donc point de comparaison à établir entre la brûlure et la gelure, sous le rapport de leur mécanisme vital, et, par conséquent, sous le rapport de leur traitement. Il n'y a pas, dans la brûlure, comme dans la congélation, arrêt de la circulation dans les capillaires cutanés, puisque l'exhalation séreuse, manifestée par les phlictènes, prouve, au contraire, qu'elle est plus active. Il n'y a pas non plus le même danger à prévenir ou à arrêter, par des applications fraîches sur une surface brûlée, la dilatation des vaisseaux et des liquides qu'ils contiennent, qu'à permettre ou à favoriser cette dilatation subite des vaisseaux resserrés et des liquides condensés par le froid, en les exposant à une chaleur intempestive, par son dégré trop élevé.

Peut-être, cependant, cette crainte d'une transition trop rapide de la température des parties congelées à une autre plus élevée, a-t-elle conduit à quelque exagération dans les moyens qu'on a choisis pour obtenir ce passage d'une manière aussi progressive que possible. Si la neige dont on se frotte les mains y détermine bientôt une réaction de chaleur qui va jusqu'à la douleur, il ne doit plus en être de même quand on met cette neige en contact avec des parties devenues insensibles par le froid lui-même. Au degré d'inertie dont ces parties sont frappées, on se demande si une température à zéro est propre à les ranimer, et si, à quelques degrés au-dessus, elle peut déterminer une expansion subite et dangereuse ; et quand on réfléchit à l'action d'un bain froid ordinaire de **12, 15, 18** degrés d'une certaine durée, sur des personnes en bonne santé qui restent sans mouvement, on se demande encore comment on peut rappeler la sensibilité presque éteinte, en laissant dans une température si basse des tissus qui ont déjà perdu la vitalité nécessaire pour réagir contre cette sédation qui les a vaincus. L'utilité si grande des frictions exercées avec la main à la *température naturelle*, indique bien que les parties saisies par le froid, supportent *impunément* une chaleur plus élevée que celle qu'on croit généralement devoir leur appliquer.

Mais reprenons le *traitement de la brûlure au second degré* et tachons d'apprécier à leur juste valeur, différens moyens plus innocens que ceux contre lesquels nous nous sommes élevé, et qu'on a préconisés dans ces derniers temps.

Le coton et le typha sont évidemment deux corps inertes qui ne peuvent avoir d'autre action que d'empêcher le contact de l'air et d'absorber l'humidité des surfaces dénudées. Ces deux qualités sont précieuses et remplissent bien les deux indications que je viens de dire ; mais vers le troisième ou quatrième jour de leur application, la sérosité dont ils sont imprégnés forme, avec leur tissu, une croûte dure qui s'oppose à l'écoulement du pus, parce qu'elle n'est plus perméable, adhère aux bords et ne peut être enlevée sans des déchiremens douloureux, quand il devient nécessaire, par le fait même de cette stagnation du pus, de renouveler le pansement. Ce nouveau pansement deviendrait inutile si toute la brûlure était au second degré ; mais presque toujours il y a quelques points plus profonds, qui doivent nécessairement suppurer et qui échappent à la vue.

Néanmoins, ces deux substances sont utiles, malgré leurs inconvéniens, qu'on peut atténuer en appliquant des bandelettes de linge enduites de cérat, sur les bords des brûlures limitées, et par la facilité de leur application dans les brûlures générales. En ne donnant pas une grande épaisseur à la couche de coton, la croûte est moins dure, parce qu'elle est moins épaisse, et que la suppuration peut trouver une issue.

Quand la brûlure, comme dans un vésicatoire, n'est réellement qu'au second degré, la surface dénudée se dessèche sous le coton comme sous un linge enduit de cérat, comme sous les bandelettes de diachylon gommé, ce qui témoigne de sa grande tendance à la guérison.

Appliqué sur un linge largement fenêtré, enduit d'une couche légère de cérat, le coton forme, assurément, le meilleur mode de pansement de la brûlure au *second degré* avec *ablation de l'épiderme*.

Mais si l'épiderme n'a été que *soulevé* en phlictènes plus ou moins étendues et multipliées, il suffit de faire écouler, par de simples piqûres, la sérosité dont elles sont remplies, sans aucun pansement, qui se trouve remplacé par cet épiderme lui-même, le meilleur défensif qu'on puisse imaginer.

Si la sensation de chaleur dont se plaignent les malades est très douloureuse, on atténue beaucoup cette douleur par des applications de compresses imbibées d'eau fraîche, ou par des irrigations de même nature, qu'il est inutile de prolonger longtemps, puisqu'on sait que cette sensation de chaleur se dissipe au bout d'une heure et demie environ, et qu'on sait aussi qu'on n'a point à craindre une inflammation circonvoisine.

Nous avons dit que ces applications fraîches pouvaient peut-être s'opposer au développement de quelques phlictènes, quand elles étaient faites immédiatement après une brûlure qui présente l'aspect du premier degré. C'est à la figure, principalement, que ces applications sont faciles et convenables, surtout pour calmer la douleur.

En réfléchissant toujours à la marche simple, à la guérison rapide d'une brûlure chirurgicale, d'une brûlure volontaire par l'eau bouillante, d'étendue peu considérable, comme celle d'un vésicatoire dont on n'enlève pas l'épiderme, on est forcément conduit à conclure qu'une brûlure accidentelle par la même cause, et dont l'épiderme reste également intact, doit suivre la même marche. Les dimensions de cette brûlure peuvent avoir de grandes conséquences par le trouble nerveux qu'elles apportent dans toutes les fonctions, mais comme lésion locale, son étendue ne change rien à son essence, et en divisant, par la pensée, cette surface aussi large qu'on puisse la supposer, en brûlures séparées et restreintes, on la ramènera aux conditions d'une brûlure limitée, et aux mêmes règles de traitement.

Appliquant encore le même raisonnement à une brûlure volontaire *du second degré*, mais avec *enlèvement de l'épiderme*, ou au vésicatoire qu'on a l'intention de faire suppurer, on verra que l'impression de l'air cause une vive douleur sur les surfaces dénudées qui demandent a en être abritées par les moyens les plus doux ; que le *premier* contact du coton lui-même est très douloureux. Mais on verra aussi que cette sensibilité se calme promptement, et que le contact de l'air, si redoutable dans les premiers momens, devient, vers le quatrième jour, le meilleur moyen de hâter la formation d'un nouvel épiderme. et d'empêcher cette surface, simplement dénudée, de devenir une *surface suppurante*. De simples corps gras suffisent pour faire suppurer indéfiniment un vésicatoire, en y établissant un travail avec formation de bourgeons charnus, et plus tard de tissu inodulaire qui en est la conséquence. Rien ne ressemble mieux à une cicatrice de brûlure qui a suppuré, que la place d'un vésicatoire dont on a volontairement et longtemps entretenu la suppuration.

Cette action de l'air, si utile pour tarir certaines suppurations, n'est pas moins remarquable dans quelques irritations particulières de la peau, entre autres celles causées par les éruptions qui succèdent à l'application de quelques emplâtres, au diachylon gommé par exemple. J'ai vu se dessécher, le jour même, en la laissant à l'air, l'éruption phlicténoïde qu'il produit souvent, et qui, depuis plusieurs semaines, était la source de démangeaisons insupportables qui avaient résisté aux bains et aux applications émollientes et calmantes de toute espèce.

Il est bien entendu que le contact de l'air sur une surface brûlée, après le quatrième ou le cinquième jour, ne devient indiqué que dans le cas où la suppuration offre une abondance et une durée insolites et qu'elle ne dépend pas d'escarres superficielles dont la chute demande un travail réparateur, précédé et accompagné de la formation, à peu près inévitable, d'une certaine quantité de pus. Dans ces cas encore, on voit des escarres, laissées à l'air, comme dans les moxas, ou les cautérisations avec le fer rouge, abandonnées à elles-mêmes, se détacher sans *suppuration*, et une cicatrice, aussi peu apparente que *possible*, par conséquent, se former plus régulière et plus prompte que sous toute espèce de pansement. C'est un enseignement de plus pour simplifier le traitement des brûlures au troisième degré.

Tout le *traitement local d'une brûlure au second degré, avec intégrité de l'épiderme*, est donc aussi simple que celui du premier degré et doit se borner à conserver cet épiderme, qu'on peut considérer comme le topique le plus doux, et à calmer encore, par des applications d'eau fraîche, si l'on est appelé promptement, la sensation de chaleur que nous savons se dissiper dans un temps assez court.

Avant d'avoir bien compris l'inutilité de toutes les applications médicamenteuses sur une surface brûlée au second degré, avec conservation de l'épiderme, j'avais essayé, sur quatre brûlures chirurgicales présentant cette condition et produites par de l'eau bouillante, dans un cas où ce moyen de rappeler la sensibilité pouvait remplacer les vésicatoires volans ; j'avais essayé, simultanément et séparément, sur chaque brûlure, un pansement différent ; l'un avec une compresse d'alcool, l'autre avec du coton cardé, le troisième avec un linge enduit de cérat, et le quatrième par le simple contact de l'air.

Sans décrire ici, jour par jour, comme je l'ai fait pour moi, dans cette expérience, l'aspect de chaque brûlure, je dirai que celle qui avait été *laissée à l'air* se distinguait tellement des autres par la couleur presque naturelle de la peau, à travers l'épiderme un peu épaissi, sec et jaunâtre, tandis que pour les autres pansemens, il existait une rougeur pointillée, une humidité, un travail qui n'existait nullement sur la surface exempte de toute application, qu'il a été évident, pour tous les témoins, que dans cette brûlure au second degré, *sans ablation de l'épiderme*, toute application médicamenteuse était inutile, et que le contact seul de l'air était le moyen le plus simple et le plus prompt d'en obtenir la *guérison*, c'est-à-dire la dessiccation de l'épiderme décollé et la formation de celui qui doit le remplacer.

Le même degré de la brûlure, le second degré avec soulèvement et *ablation* de l'épiderme, constitue la forme de la brûlure la plus grave, celle, du moins, qui peut tuer le plus immédiatement. C'est à cette forme qu'on a appliqué, si intempestivement, tant de médications extraordinaires, tandis qu'il s'agit, tout simplement, de réduire cette forme à la précédente, en remplaçant, aussi approximativement que possible, cet épiderme, dont la destruction entraine des accidens si graves, et quelquefois si rapidement funestes.

Dans tous les moyens qu'on a appliqués sur le derme dénudé et si sensible, on a moins cherché à remplir l'indication qui ressort si clairement de la comparaison de la brûlure sans épiderme avec celle dans laquelle il a été conservé, qu'à prévenir une congestion dont on a grossi les conséquences, en lui attribuant les escarres tardives que rien ne démontre à l'instant même, l'abondance des suppurations et leur durée interminable. C'est d'après ces idées qu'on recourait avec empressement à cette multiplicité d'applications qu'on appelait seulement astringentes, sans faire attention qu'elles avaient aussi un autre effet bien dangereux, celui d'augmenter cette douleur brûlante, symptôme qui domine tous les autres, et qu'il s'agit, avant tout et par dessus tout , d'apaiser, d'atténuer dans la brûlure de grande étendue. La question tant débattue et si diversement résolue du *traitement primitif local de la brûlure au second degré avec ablation de l'épiderme*, peut donc se réduire à demander quelle est la substance dont le derme dénudé par l'action de la chaleur supporte le contact avec le plus d'indifférence, quelle est celle qui peut concourir le plus efficacement et le plus promptement à la réparation de l'épiderme.

M. Boyer disait que s'il connaissait quelque chose de plus doux que du cérat, il s'en servirait pour l'appliquer sur une plaie irritée. Une surface dénudée par l'action du calorique présente, assurément, cette condition au suprême degré, et, comme nous l'avons répété bien des fois, ressemble à celle dont l'épiderme a été détaché par l'action des cantharides Celle-ci même est encore plus irritée, puisque les molécules irritantes pénètrent plus profondément et pendant plus longtemps. Nous savons tous que la douleur d'un vésicatoire, au premier contact de l'air, quand on enlève l'épiderme, est si vive, que beaucoup de malades s'évanouissent à cette impression, ou sont pris de spasmes. Cependant, sous ce pansement si simple avec un linge enduit de cérat, la douleur se calme promptement, et du quatrième au cinquième jour, un nouvel épiderme est formé.

Si la similitude entre une brûlure au second degré et la surface d'un vésicatoire est complète, et elle l'est, puisque la *vésication* volontaire avec l'eau bouillante se comporte, d'après ce que tout le monde sait, comme celle produite par les mouches cantharides ; si, disons-nous, cette ressemblance est complète, pourquoi chercher un autre pansement que celui qui permet la guérison en quelques jours ?

Le mucilage de graines de lin, le blanc d'œuf m'avaient paru plus doux encore et plus dessicatifs que le cérat ; je les ai essayés, ils conviennent moins que lui. Les linges qui en sont imprégnés se durcissent, adhèrent aux bords et deviennent une cause d'irritation, la dessiccation est moins prompte et il y a une tendance réelle à la suppuration. J'ai pansé des vésicatoires privés d'épiderme avec du coton cardé, le premier contact est plus douloureux qu'avec le cérat. Cette douleur, cependant, se calme aussi assez promptement, et du cinquième au septième jour, un peu moins promptement qu'avec du cérat un nouvel épiderme était formé, malgré la croûte qui résulte de l'imbibition du coton par la sérosité qu'exhale la surface dénudée. Cette croûte est mince quand la couche de coton est légère, et permet l'accès de l'air à travers ses mailles peu serrées ; il faut la laisser tomber d'elle-même. Plus épaisse, la croûte est plus dure, agit comme les linges enduits de mucilage, adhère aux bords, retient la suppuration qu'elle excite ou qu'elle n'empêche pas.

Malgré ces inconvéniens, le coton est un moyen précieux dans les grandes brûlures au second degré, par la facilité de son emploi. Les malades sont rapidement enveloppés, soustraits à l'impression de l'air. Si on n'avait pas cette substance sous la main, l'amidon sec et en poudre remplirait presque le même but ; comme dans le pemphigus, il faut le renouveler promptement, parce qu'il se roule en grumeaux et cause de la douleur ; mais bientôt la sensibilité se calme et on peut changer ce mode de pansement. Dans les brûlures générales, cependant, la mort arrive souvent malgré tous ces modes de pansement, et sous l'impression de la douleur primitive, quoique nous ayons dit que cette douleur ne durait que deux heures environ. La vie se prolonge au-delà de ce terme, quelquefois huit et dix heures ; mais on dirait que le trouble intérieur continue, alors que la sensation extérieure a cessé ou beaucoup diminué : les malades sont anéantis et ne témoignent plus de vives souffran-ces par leurs cris ou leur agitation, leur douleur est devenue intérieure, non plus aiguë, mais celle qui résulte de la gêne toujours croissante des fonctions intérieures jusqu'à leur cessation complète.

Mais *si la brûlure existe au troisième degré* avec toutes ses variétés fondées sur l'épaisseur plus ou moins grande des parties frappées de mort, depuis l'escarre la plus superficielle jusqu'à la carbonisation de plusieurs lignes de profondeur, jusqu'à celle de tout un membre, quel est le traitement applicable à cette forme de brûlure ?

Nous avons dit qu'on n'a point à redouter autour d'une escarre produite par une brûlure, une inflammation violente, que le développement de cette inflammation est tardif et que son intensité ne dépasse guère celle qui est nécessaire à l'élimination des parties frappées de mort. Une escarre de toute la région postérieure du tronc, dont je suivais la marche avec attention, n'a causé aucun accident jusqu'à la chute de cette escarre. C'est quand cette escarre se détache, que la suppuration et la fièvre qui l'accompagne, deviennent, dans les brûlures d'une grande étendue, la cause des accidens graves qui conduisent ordinairement les malades au tombeau.

Ce n'est plus ici, comme dans la brûlure au second degré, la douleur de la combustion même et la sensibilité exaltée de surfaces dénudées et non mortifiées qui anéantissent la vie. C'est un épuisement progressif par les deux causes que nous venons de dire, la suppuration et la fièvre.

La douleur qui succède à la chute des escarres n'est point aussi vive qu'on pourrait le croire ; la surface suppurante qu'elles laissent à découvert ressemble à celle d'une autre plaie avec perte de substance, arrivée à la même période, et l'on sait combien ces plaies, quelquefois très larges, comme celles qui résultent de l'ablation de tumeurs volumineuses, sont peu douloureuses après le premier pansement qui se fait *du quatrième au cinquième jour*, et les escarres sont loin de se détacher aussi promptement.

Pour bien établir l'indication à remplir dans le traitement de la brûlure au troisième degré, je rappellerai ce qu'on observe après l'application d'un moxa ou d'un cautère actuel, qui présente le troisième degré dans toute sa pureté, tandis que les brûlures produites accidentellement offrent presque toujours plusieurs degrés réunis, ce qui, au premier abord, peut jeter de la confusion dans le traitement.

En séparant par la pensée ces différens degrés qui se touchent et se confondent, il est facile de voir que le traitement doit être basé sur les remarques que nous avons faites relativement à la *douleur immédiate*, à l'*abondance* et à la *durée* de la suppuration.

Je suis forcé, à l'occasion du traitement de la brûlure au troisième degré, de revenir sur cette *préoccupation* du chirurgien quand il est appelé pour une brûlure accidentelle, comparée à son peu de sollicitude pour le traitement de la *même brûlure* produite *volontairement, thérapeutiquement*. Voyez ce genou, couvert de moxas ou de raies de feu, il ne vous vient pas même à l'esprit de recourir à la moindre application pour prévenir une inflammation environnante ou sous-jacente, vous craignez plutôt qu'elle ne soit trop modérée et que l'effet révulsif que vous en attendez ne reste au-dessous de votre intention, et vous ne conseillez même pas le repos au malade, si c'est pour une affection indolente que le feu a été appliqué. Les vétérinaires ne tiennent pas une conduite différente : ils font marcher, sans crainte, le cheval dont tout un membre vient d'être bigarré de raies de feu assez rapprochées pour qu'il reste moins de peau saine que de celle qui a été labourée par le cautère actuel. Ils s'abstiennent aussi de toute application.

Puisque l'acuité de la douleur n'est plus ici que le point essentiel, l'indication principale est donc de retarder autant que possible la chute des escarres, c'est-à-dire de prévenir la suppuration dont nous avons dit tous les dangers. S'il était possible qu'au moment de la séparation de ces escarres, la cicatrice se fût opérée au-dessous d'elles, comme il arrive souvent sous un moxa, ou même sous un cautère potentiel, il en serait ici comme des plaies sous-cutanées, dont la gravité est singulièrement atténuée par cette condition.

Malgré toutes les craintes qu'on témoigne sur le développement d'un érysipèle ou d'un phlegmon après les brûlures, ces accidens sont rares. On n'a même point à redouter ici les inflammations profondes qui se propagent sous les aponévroses, causent des étranglemens et tous les désordres qui en dépendent. On le conçoit, puisque la brûlure agit toujours de la superficie à la profondeur, ou elle *effleure* seulement les parties qu'elle touche, ou elle les détruit. Ce n'est plus comme une piqûre ou une contusion, qui va blesser les parties profondes sans laisser d'issue aux fluides qu'elle a fait sortir de leurs vaisseaux, sans désorganiser les enveloppes qui s'opposent, par leur intégrité à la turgescence des tissus dont l'inflammation s'empare.

Quel est donc le mode de pansement le plus propre à retarder la chute des escarres ?

Pour résoudre cette question, j'ai pansé des moxas nouvellement appliqués, les uns avec de l'ammoniaque étendue d'eau ; les autres avec de l'huile essentielle de térébenthine ; quelques-uns avec de l'onguent de la mère ; d'autres avec du chlorure de chaux à la dose d'une cuillerée à bouche dans un verre d'eau ; et quelques-uns, enfin, ont été laissés à l'air libre.

Les escarres pansées avec l'ammoniaque se sont détachées les premières, laissant à nu une surface d'un rouge brun et très *douloureuse* ; sont tombées, ensuite, les escarres pansées avec l'onguent de la mère ; puis, celles avec l'huile essentielle de térébenthine ; plus tard, encore, celles avec le chlorure de chaux, qui, le douzième jour, étaient encore sèches, tandis que toutes les autres étaient diffluentes. Mais celles qu'on avait laissées à l'air libre ont encore été plus tardives dans leur chute ; et c'est sous celles-là, surtout, qu'on voit la cicatrice commencer avant leur élimination.

Pourquoi donc chercher des pansemens plus ou moins compliqués, quand l'*air seul* les remplace tous avec avantage dans cette forme de brûlure ?

Nous n'oublions pas, et nous répétons que, dans les brûlures accidentelles, chaque degré n'est point ainsi limité ; que plusieurs existent *simultanément* ; que le pansement, par conséquent, ne doit pas être exclusif, unique, mais approprié à chaque degré. C'est pourquoi, dans ces brûlures au troisième degré, la douleur est toujours un des élémens qu'il y a lieu de calmer.

Mais l'escarre est détachée; à sa place existe une surface suppurante, d'une étendue quelquefois très considérable. Quel est encore le meilleur mode de pansement de cette large plaie succédant à une brûlure au troisième degré?

La préoccupation qui dominait le chirurgien dans les premiers soins qu'il donnait à une brûlure le poursuit aussi dans la dernière période; et il cherche encore les moyens *particuliers* pour le dernier terme de la maladie, comme il en cherchait pour le début ; *comme si une plaie suppurante, détergée et couverte de bourgeons charnus, quelle que soit la cause qui l'ait produite*, n'était pas toujours la même ; comme si la combustion pouvait lui imprimer un caractère spécial, quand le travail, par lequel l'escarre se détache, est terminé, quelle que soit sa rapidité plus ou moins grande; comme si une plaie suppurante n'arrivait pas toujours à la cicatrisation par le même mécanisme vital. L'escarre blanche et molle que forme la pâte de chlorure de zinc tombe le quatrième ou cinquième jour, et laisse une surface rouge et unie ; celle que produit le caustique de Vienne, noire et diffluente, ne se sépare que le huitième ou le neuvième jour, et la surface qu'elle découvre est d'un rouge brun ; mais bientôt ces deux surfaces deviennent semblables, et marchent à la guérison comme les plaies avec perte de substance, qui succèdent à une cause quelconque.

Il ne s'agit donc point de demander quels sont les moyens propres à hâter la guérison d'une brûlure au troisième degré, après la chute des escarres ; mais quels sont les moyens par lesquels on peut rendre plus rapide la cicatrisation des plaies suppurantes en général.

Le médecin étranger dont nous avons combattu le traitement si compliqué de la première période de la brûlure a prétendu qu'un mélange de carbonate de chaux et d'amidon avait une action si grande sur la formation de la cicatrice, qu'on voyait celle-ci se faire comme par cristallisation.

Pour apprécier cette vertu, remarquable si elle était réelle, nous avons pansé une large plaie suppurante à la fesse, résultant d'une escarre, chez un malade affaibli par une hémorrhagie intestinale, moitié avec le mélange ci-dessus, moitié avec de la charpie sèche. Nous n'avons observé aucune différence dans la marche de la cicatrisation. Nous l'avons vue, au contraire, réellement activée par le vin aromatique, dans plusieurs cas où nous l'avions employé dans l'intention d'en observer les effets ; mais on comprend qu'il faut distinguer les conditions locales de la plaie et celles de l'état général du malade.

Un moyen bien simple, et plus efficace encore dans quelques circonstances, c'est l'action d'un *air chaud et sec*. Voici un fait qui nous a frappé, ainsi que ceux qui en ont été témoins : un jeune homme de 20 ans, convalescent d'une fièvre typhoïde, avait au sacrum et aux deux trochanters de larges plaies suppurantes qui ne guérissaient pas, malgré les pansemens avec du vin aromatique, du sparadrap, et fournissaient une suppuration abondante qui s'opposait au rétablissement du malade, devenu d'une telle irritabilité, qu'il redoutait tous les pansemens, quoiqu'il n'y eût dans ses plaies aucune apparence inflammatoire. Je pris le parti de laisser ces plaies à l'air, en soulevant les couvertures avec un cerceau, et empêchant, autant que possible, le contact sur les draps, avec des paillassons convenablement disposés. Dès le lendemain, ces plaies étaient couvertes d'une croûte grise, sèche et fendillée, qui se *détacha d'elle-même le* 10e *jour*, et laissa voir une cicatrice de bonne nature.

C'est ainsi, du reste, que les choses se passent dans beaucoup de plaies, même récentes, livrées à elles-mêmes. Une croûte, formée par le sang desséché, couvre la surface excoriée ou divisée, et c'est sous cet opercule que s'élabore le travail de la cicatrisation, comme sous les moxas dont nous avons parlé, comme sous les escarres de brûlures involontaires au troisième degré, quand leur chûte est assez tardive ; l'action de l'air est encore la plus efficace sous ce point de vue.

En réfléchissant, pour le cas que nous venons de rapporter, à la quantité de pus qui s'écoulait tous les jours, assez considérable pour imbiber un large et épais plumasseau de charpie et les compresses qui les recouvraient ; et qu'à dater de l'instant où cette plaie a été laissée à l'air, cet e quantité de pus s'est trouvée réduite à celle qui a été nécessaire pour former une croûte d'une ligne d'épaisseur, et que la cicatrice s'est formée rapidement sous cette enveloppe naturelle ; on reconnaît combien cette action de l'air, quand la position des plaies le permet, épargnerait aux malades deux causes si fréquentes d'épuisement, l'abondance et la durée de la suppuration.

Il est à remarquer que cette croûte, dont on pourrai' craindre les inconvéniens par la stagnation du pus, s'était fendillée et sou'evée à sa circonférence pour en permettre l'écoulement.

Quand ce contact constant de l'air n'est p s possible, le mode de pansement qui nous a paru hâter le plus la cicatrisation, c'est l'application par-dessus la charpie qui touche la plaie immédiatement, de compresses imbibées de vin aromatique, d'eau chlorurée, ou de teinture de ratanhia étendue d'eau.

En résumant les conséquences des recherches et des considérations qui précèdent, il résulte, pour nous, que sous le rapport du traitement local de la brûlure, il n'y a que *trois degrés* utiles à distinguer :

Que dans les médications si nombreuses et si singulières qu'on a appliquées à cette lésion physique, on se serait abstenu de beaucoup de moyens inutiles ou dangereux, si on avait mieux observé la marche des brûlures produites chirurgicalement ;

Que l'action du calorique ne continue pas ses effets physiques quand le point de contact a cessé ; qu'on n'a point à craindre, par conséquent, le passage d'un degré à un autre par l'augmentation de température des parties voisines de celles qui ont été touchées immédiatement ;

Que l'inflammation qui s'empare des parties brûlées ou de celles qui les avoisinent, n'est point la cause de la profondeur et de l'étendue plus grandes que la brûlure présente consécutivement ; et que le désordre produit par le calorique a été

réellement *sur-le-champ*, quoique inappréciable *immédiatement*, tout ce qu'il apparaît plus tard ;

Que l'inflammation qui se manifeste autour des escarres,
n'est qu'un *travail éliminatoire*, borné ordinairement à l'intensité nécessaire à cette élimination ;

Que dans la *brûlure au premier degré*, toute la maladie
consiste dans la sensation d'une douleur, qui se dissipe d'elle-
même, sans autre accident local, aprés quelques heures, deux
heures souvent, mais qui peut être atténuée et abrégée par
des applications d'eau fraiche simple ;

Que la brûlure, bornée *réellement au second degré*, ressemble à l'état de la peau qui résulte du soulèvement de l'épiderme
par l'action des cantharides ;

Que, dans ce second degré, l'*intégrité de l'épiderme soulevé*,
mais non enlevé ou déchiré est une condition précieuse qui
dispense de toute médication locale ;

Que l'ablation de cet épiderme constitue la gravité *locale* et
souvent *générale* de ce second degré de la brûlure, parce que
la suppuration succède ordinairement à cette dénudation du
derme, et que, par son abondance et sa durée, elle peut entraîner l'épuisement et la mort des malades ; parce que la
douleur qui résulte de ce contact de l'air, si précieux plus
tard, si dangereux immédiatement, peut entrainer un trouble
général si profond dans toutes les fonctions, que la mort en
soit le résultat dans un temps plus ou moins long, souvent en
quelques heures ;

Que les plaies suppurantes qui succèdent à une *brûlure au
troisième degré*, après la chute des escarres, n'ont rien de
spécial et qui dépende de la cause qui les a produites ; que
ces plaies rentrent dans la classe des plaies suppurantes ordi-
naires, et réclament les mêmes moyens pour hâter leur cicatrisation ;

Que les cicatrices *particulières*, qui sont la suite des brûlures
au second degré, dépendent de la suppuration prolongée qui
développe des bourgeons charnus, et plus tard le *tissu inodulaire qui en est la conséquence*, et dont les effets de rétraction

varient selon la souplesse et la mobilité des régions ou il se produit ;

Qu'il n'y a, non plus, rien de spécial dans ce tissu, sous le rapport de la cause qui l'a déterminé. Rien ne ressemble plus à la cicatrice d'une brûlure au second degré, que celle qui résulte d'un vésicatoire longtemps entretenu :

Que dans les brûlures au second degré avec ablation de l'épiderme, il y a souvent de petites escarres qui n'apparaissent que tardivement, et donnent lieu à des cicatrices inévitables qui n'appartiennent point à ce second degré, puisque le simple décollement de l'épiderme, même suivi de *dénudation*, ne produit point de cicatrices, quand on a obtenu, par des moyens convenables, la dessiccation aussi prompte que possible des surfaces dépouillées de leur tégument ordinaire. C'est encore absolument comme pour les vésicatoires volans ou pour ceux qui suppurent ;   -

Que la congestion produite par le calorique, et à laquelle on attribue une si grande part dans les accidents locaux consécutifs, n'est point la cause des escarres qui se montrent *tardivement*, ni de la durée de la suppuration, puisque la chaleur et la rougeur, qui sont les premiers effets de la brûlure, se dissipent promptement, et avec eux la tuméfaction et la *congestion* (toujours bien moins considérable qu'on ne l'a cru), pour reparaître un peu plus tard, il est vrai, mais comme indice d'un travail éliminatoire, renfermé ordinairement, ainsi que nous l'avons déjà dit, dans des limites convenables ;

Qu'on s'est trompé, en considérant comme *indice* et comme effet de cette *congestion*, la *mortification des tissus profonds*, alors qu'il n'y avait que la couche superficielle de la peau réellement *désorganisée*, et présentant comme caractère de désorganisation, la couleur *noire* ou *rousse* qui en est le signe incontestable ;

Que cette erreur vient de ce qu'on n'a pas reconnu, ce qui est vrai cependant, qu'une partie vivante peut être brûlée à un degré qui la prive de la vie, sans présenter cette coloration noire ou rousse ; sans qu'il y ait *carbonisation*, ni destruction des tissus. Les chairs des animaux qu'on sert sur nos tables ne sont point carbonisées, elles ne sont que *cuites*. Les chairs vivantes exposées à une chaleur élevée et prolongée, subissent, *à travers les tégumens*, qui peuvent offrir la couleur ci-dessus et la carbonisation, cette même cuisson qui n'en altère nullement les conditions appréciables à la vue. C'est pourquoi la profondeur des escarres *tardives* ne peut être reconnue que *tardivement*.

Sous le rapport du traitement, il résulte encore de toutes nos considérations, que les moyens si vantés contre le *premier degré* de la brûlure, sont inutiles pour prévenir des accidens qui ne *doivent point se développer,* puisque ce degré est primitivement ce qu'il doit être, et qu'il ne doit point passer à un autre degré ;

Que des applications d'eau froide simple sont le meilleur moyen d'atténuer l'intensité de la douleur et d'en abréger la durée ; que ce moyen n'est pas à dédaigner dans les brûlures au premier degré, d'une certaine étendue, puisque la douleur est un symptôme grave par lui-même ; que ces mêmes applications peuvent s'opposer peut-être à la formation de quelques phlictènes ;

Qu'il n'y a point d'analogie à établir, comme on l'a prétendu, entre le traitement de la brûlure et celui de la congélation ou gelure ; dans celle-ci, il y a stase des liquides, arrêt de toutes les exhalations dans les parties malades, avec affaiblissement et *suspension* de la vie ; que le retour *subit* à la chaleur naturelle peut produire une *dilatation* des solides et des liquides, suivie de la désorganisation des tissus gelés ; dans la brûlure, au contraire, il y a *activité* plus grande, mais passagère, des forces vitales, ou extinction complète de ces forces, c'est-à-dire *mortification*; dans ce dernier cas, on n'a rien à *craindre* pour les tissus environnant le tissu frappé de mort, et rien à *faire* contre celui qui est mortifié ;

Que dans la brûlure sans *mortification*, au premier et au second degré, l'équilibre se rétablit sans une réaction dangereuse pour la vie des tissus affectés, parceque cet équilibre n'a pas été *longtemps* troublé, parce qu'il n'y a pas de liquides accumulés, condensés (nous parlons toujours de l'état local), dont la dilatation puisse devenir funeste pour les vaisseaux qui les renferment ;

Que la douleur est l'accident primitif le plus grave,

Que pour le second degré de la brûlure, il est surprenant qu'on n'ait point fait, sous le rapport du traitement, comme sous le rapport de la nature de la lésion, la comparaison entre la brûlure volontaire et la brûlure accidentelle, en oubliant que dans la brûlure chirurgicale ou volontaire, quand l'épiderme est intact, on s'abstenait de toute application, alors qu'on voulait obtenir une prompte guérison ;

Qu'il n'est pas moins surprenant que dans la brûlure au second degré, avec *ablation* de l'*épiderme*, on ait osé appliquer sur des surfaces dénudées violemment, dont la sensibilité est exaltée au dernier degré, et que le contact seul de l'air irrite au point d'exciter des convulsions ; on ait osé appliquer les substances les plus irritantes, l'alcool, l'éther, la térébenthine, l'encre et tous les linimens répercussifs les plus compliqués, quand on convient que la *douleur* est le premier symptôme qu'il faut calmer ; qu'il est le plus redoutable, puisqu'il *tue* le plus souvent sans permettre aux autres de se développer, et quand on sait que tous ces moyens sont de ceux qui entretiennent et augmentent cette douleur. Il y a, évidemment, dans cette conduite chirurgicale, préoccupation de l'esprit, et, par suite, erreur dans l'observation ;

Que dans le second degré, avec ablation de l'épiderme, l'application des moyens les plus doux est l'indication la plus rationnelle ; qu'un pansement aussi simple que celui d'un vésicatoire, avec enlèvement de l'épiderme, s'il était toujours possible, serait toujours le plus convenable dans le premier moment, mais que les brûlures générales en rendent quelquefois l'application difficile ;

Qu'alors, au lieu d'un linge fenêtré, enduit légèrement de cérat, le coton cardé, sans autre action spéciale que d'empêcher le contact de l'air et d'absorber l'humidité, est un mode de pansement facile et utile, avec les précautions que nous avons dites, et sous lequel un nouvel épiderme est formé du cinquième au septième jour ;

Que sans ces précautions, la suppuration inévitable dans beaucoup de points d'une large brûlure, considérée comme au second degré, imprègne le coton, et forme une croûte épaisse et dure, adhérente sur les bords et retenant le pus, dont la stagnation entretient encore la suppuration, qu'il est si important d'éviter et d'abréger ;

Que dans la brûlure au troisième degré, quelle que soit l'épaisseur de l'escarre, toute application médicamenteuse est inutile ;

Que le contact de l'air est aussi efficace que tous les moyens proposés pour retarder, autant que possible, la chute des escarres ;

Que le contact de l'air, si douloureux et si nuisible dans les premiers instans d'une *brûlure au second degré*, avec *ablation de l'épiderme*, devient très utile, après le quatrième ou le cinquième jour, pour tarir les grandes suppurations, parce qu'à cette époque les surfaces dénudées ont perdu leur sensibilité ;

Que dans les premiers instans d'une brûlure au premier degré, et au second degré sans enlèvement de l'épiderme, les applications *immédiates* d'eau froide atténuent la douleur et peuvent s'opposer peut-être au développement de quelques phlictènes ;

Que dans la brûlure au second degré, avec dénudation des surfaces, ces applications ne doivent pas être immédiates, mais que par dessus le pansement simple dont nous avons parlé, il faut appliquer un linge légèrement enduit de cérat ;

Que l'eau simplement froide convient mieux que la glace qui, sans être constamment dangereuse, peut, comme dans les entorses ou dans les contusions, entraîner, par son action prolongée, des douleurs plus vives ou des accidens généraux qui ne sont pas sans gravité ;

Qu'à la chute des escarres, on n'a plus à traiter qu'une plaie suppurante ordinaire, dont on peut hâter la guérison par des topiques variés selon les conditions générales et locales ; que le vin aromatique, la teinture de ratanhia, l'eau chlorurée, ne sont point à dédaigner ; mais qu'ici, encore, le contact d'un air chaud et sec est d'une grande utilité.

DU TRAITEMENT GÉNÉRAL

DE LA

BRULURE.

Quoique le traitement local de la brûlure ait été, dans le principe l'objet exclusif de ce mémoire, il m'est difficile, à la suite de toutes les considérations qu'a fait naître ce premier travail, de ne point examiner aussi les principes qui doivent diriger dans le traitement général, d'autant plus que celui-ci est quelquefois le point essentiel et le plus urgent puisqu'il n'est que trop fréquent de voir les symptômes généraux entraîner la mort avant qu'on ait le temps d'appliquer, avec tous les soins convenables, le traitement local.

Les altérations pathologiques qu'on a rencontrées chez les malades qui ont succombé aux accidens primitifs d'une brûlure, en général très étendue, ont servi de base à l'une des indications qui a paru la conséquence naturelle de ces lésions.

Les congestions des organes profonds, la rougeur des membranes muqueuses, une humidité plus grande des membranes séreuses, quelquefois même un épanchement assez marqué dans les plèvres, dans les ventricules du cerveau, ont été regardés comme des signes d'inflammation par les uns, de simple congestion par les autres, et qui réclamaient, dans les deux cas, le moyen qui convient ordinairement à cet état pathologique, les émissions sanguines. Leur nécessité a paru si évidente et si urgente à quelques-uns, qu'on a proposé de leur appliquer la formule des saignées coup sur coup. (*Diction. des sc. méd.*, en huit volumes.)

Un moyen si actif, dans un cas si grave et d'une nature toute particulière, demande le plus sérieux examen.

Quand on observe, avec attention, un malade en proie aux accidens d'une brûlure générale qui met sa vie dans le danger le plus imminent, on est frappé de son affaissement, de la faiblesse du pouls, de la pâleur de la peau à la figure et aux points que la brûlure a épargnés, et d'une sensation de froid dont la langue n'est pas exempte. — Tous ces symptômes existaient à un tel degré chez un malade qu'on apporta dernièrement dans un hôpital, qu'ils simulaient parfaitement ceux du choléra qui régnait encore ; et il me fallut l'examen détaillé de tous les organes, pour être convaincu qu'il n'existait pas comme complication ; mais le timbre de la voix à peu près naturel, les yeux, les paupières sans excavation, sans coloration particulière, la persistance des urines, etc., ne me permirent plus de douter que tous ces symptômes dépendaient de la brûlure elle-même. Ce n'est point sans intention que j'insiste si particulièrement sur ces détails comparatifs. — J'ajoute que l'impression générale du froid était si marquée, que le chirurgien auquel ce malade était confié, fit retirer les applications froides dont on avait recouvert les parties brûlées.

Interrogé sur la douleur qu'il éprouvait, le malade répondait affirmativement. Cependant, il ne la témoignait ni par ses cris, ni par son agitation, ni même par l'expression de la figure, qui était celle de l'*affaissement*, de l'*épuisement*, plus que celle d'une souffrance aiguë. Cette diminution, sinon cette absence de douleur, ne me surprit point, puisqu'il y avait déjà huit heures que la brûlure avait eu lieu, et que nous avons dit qu'après deux heures la sensation si douloureuse des premiers instans était très atténuée.

Le symptôme le plus saillant, le plus évident, était donc la faiblesse.

Cette faiblesse était-elle le résultat de cet épuisement nerveux qui tue comme celui qui résulte d'une hémorrhagie ? Était-elle l'effet de la gêne des fonctions intérieures causée par une congestion particulière des organes profonds ?

Ces deux causes concourent à produire cette faiblesse qui

marche si rapidement vers la mort. Dans les deux premières
heures, c'est la douleur, la douleur seule qui détermine la mort
par *épuisement nerveux*, non moins mortel que l'épuisement
par hémorrhagie. Cette assertion, sur laquelle Dupuytren in-
sistait, est acceptée par tous les médecins. J'ai vu une femme
mourir quelques heures après une opération de cancer au sein,
longue, laborieuse, et qui n'avait perdu que très peu de sang,
mais qu'on avait rapportée dans son lit, déjà pâle et froide,
comme le malade dont nous racontons actuellement l'histoire.

Dans cette première période, si bien marquée par tous les
symptômes de la faiblesse, augmentant à vue d'œil par la prolongation de la douleur, la saignée peut-elle remédier au danger? Peut-elle être considérée comme un stimulant indirect
qui enlève la cause de la maladie, comme dans ces congestions
cérébrales, par exemple, où un homme, après avoir perdu
deux livres de sang par une large saignée, recouvre presque
immédiatement les sens et le mouvement dont il avait perdu
l'usage?

Nous sommes bien loin de le penser. La congestion n'existe
pas encore, et quand elle s'opère, ce n'est point, ici, par pléthore quelconque, sanguine ou autre. Ce n'est point par refoulement des liquides de la circonférence au centre, par l'in-
terruption des fonctions de la peau, puisque les nombreuses
et larges phlictènes que la brûlure a fait naître contiennent
plus de sérosité qu'il ne s'en échappe dans un temps égal, par
les pores de la peau dans sa plus grande intégrité. Il ne peut
pas encore être question d'inflammation : elle n'a pas eu le
temps de se développer ; il n'y a donc qu'un simple arrêt dans
le jeu des fonctions quand cette congestion commence, et la
cause de cet arrêt ne peut être qu'un état spasmodique ou une
inertie plus ou moins complète.

Dans le premier cas, et c'est le caractère de la première période, qu'on peut fixer à quelques heures, la saignée peut-elle
diminuer la douleur ; peut-elle rompre ce spasme, point de
départ de tous les accidens ?

Qu'on se rappelle l'axiome si connu et si vrai : *atonia spas-
mos gignit*, et l'on ne sera guère disposé à en faire ici l'appli-

cation à contre-sens ; qu'on prenne, ensuite, la peine de jeter un coup d'œil sur d'autres maladies où l'élément nerveux joue le rôle principal, et l'on verra, par la conduite qu'on tient soi-même, dans le cas où la congestion semble réclamer la saignée, si c'est à ce moyen qu'on a recours. Ce n'est pas elle qui fait cesser ce gonflement et cette coloration bleue de la face, ni ce sifflement de la poitrine, dans les accès d'asthme véritablement essentiel ou nerveux. Elle n'est pas plus efficace dans cette injection si marquée des vaisseaux de la conjonctive durant la migraine. Elle ne calme pas davantage les douleurs d'un nerf mis à nu dans la carie d'une dent, pas plus que celles du tic douloureux, du cancer utérin, etc. Elle ne convient même pas, comme moyen primitif dans ces congestions cérébrales qui résultent d'une contention d'esprit trop forte et trop prolongée qu'on appelle apoplexies nerveuses, et dont on comprend le mécanisme par le même spasme qui produit les congestions abdominales et cérébrales dans la brûlure. Les malades sont, de même, pâles, affaisés, ils ont le pouls petit, mou, à peine sensible, et le moindre mouvement de la tête est sur le point de produire un vomissement et une syncope.

C'est donc à ce spasme, à cette douleur, qu'il faut d'abord s'adresser dans les premières heures qui suivent une brûlure d'une certaine étendue, accompagnée des symptômes de faiblesse que nous avons exposés.

La médication calmante est donc celle qui convient dans cette première période.

Mais nous avons dit que cet état d'affaissement continuait encore, alors que les malades n'accusaient plus une vive douleur. C'est alors, en effet, que commence une *atonie* non plus spasmodique, mais réelle et résultant de cet épuisement nerveux qu'entraîne une douleur prolongée.

Dans ce second temps de la première période, dans celui qui commence trois ou quatre heures après la brûlure et produit la mort dans un temps à peu près égal, ce n'est pas encore la saignée qui peut convenir, c'est, tout au contraire, une médication stimulante et diffusible.

Dans le cas dont j'ai été témoin et qui sert de texte à toutes ces considérations, l'indication de ramener les forces était si évidente, que l'application du froid sur les parties malades, qu'on avait commencée selon l'usage ordinaire, parut également nuisible au chirurgien qui donnait ses soins au malade, et qu'il la fit cesser. C'est alors que le coton cardé, répandu à pleines mains sur tout le corps, a le double avantage de soustraire les surfaces dénudées au contact de l'air et de conserver la chaleur vitale, si elle peut encore se ranimer. C'est pour y concourir, qu'il faut, contre la pratique habituelle, placer le malade dans un lit chaud.

Quand la mort n'a pas lieu dans le premier ou dans le second temps de cette première période, la réaction se manifeste et avec elle la crainte des accidens congestifs ou inflammatoires qui en sont la conséquence ordinaire. La saignée, alors, peut devenir nécessaire ; et cependant, encore, c'est avec circonspection qu'il faut en user. Kintisch, avec exagération sans doute, a écrit qu'elle était toujours nuisible, dans les cas où elle paraissait le mieux indiquée. Mais le raisonnement enseigne que cette réaction dans un corps presque épuisé de son principe nerveux, ne doit point avoir la consistance qu'elle présente dans beaucoup d'autres circonstances.

Je n'entrerai point dans d'autres détails sur le traitement général de la brûlure. J'ai voulu seulement présenter les considérations sur lesquelles je pense qu'on doit fonder une médication si urgente, puisque la vie est sur le point de s'échapper, et si importante dans le choix qu'on en fait, puisque si les réflexions qui nous font préférer celle que nous adoptons, sont justes, celle qui lui est opposée doit être dangereuse.

Paris. — Typ. Félix Malteste et Cᵉ, 22, rue des Deux-Portes-St-Sauveur.